AF500351

HYGIÈNE PUBLIQUE

QUESTION
DES
EAUX DE PARIS

RÉPONSE A M. ROBINET

RAPPORTEUR DE LA COMMISSION D'ENQUÊTE ADMINISTRATIVE CHARGÉE D'EXAMINER LE PROJET DE DÉRIVATION DES EAUX DE LA D'HUIS SUR PARIS

PAR

M. LE Dr JOLLY

MEMBRE DE L'ACADÉMIE IMPÉRIALE DE MÉDECINE

PARIS
CHEZ DENTU, LIBRAIRE-ÉDITEUR
PALAIS-ROYAL, GALERIE D'ORLÉANS, 13

1861

HYGIÈNE PUBLIQUE

QUESTION DES EAUX DE PARIS

A M. ROBINET

RAPPORTEUR DE LA COMMISSION D'ENQUÊTE ADMINISTRATIVE CHARGÉE D'EXAMINER LE PROJET DE DÉRIVATION DES EAUX DE SOURCE SUR PARIS

PAR

M. LE Dr JOLLY

MEMBRE DE L'ACADÉMIE IMPÉRIALE DE MÉDECINE

MONSIEUR,

Je ne sais aucune question plus digne des sollicitudes d'une Administration municipale que celle qui a pour objet l'étude des eaux affectées aux besoins d'une grande ville, et personne n'a pu s'étonner de voir M. le préfet de la Seine se préoccuper aussi vivement de cette grave question, en saisir le Conseil municipal et les grands pouvoirs de l'État, ouvrir partout des enquêtes, invoquer de toutes parts les lumières de la science et de l'art pour l'éclairer.

C'est pour répondre aux vues philanthropiques du premier magistrat de la cité que vous venez, Monsieur, d'en faire le sujet d'un long et savant rapport, au nom de la Commission d'enquête administrative ; rapport qui a déjà ému tout Paris, et qui aura dans le pays tout entier l'éclat d'une œuvre de haute administration et le retentissement d'une véritable révolution en hygiène.

Ce n'est pourtant pas d'aujourd'hui, vous le savez, Monsieur, que la question des eaux de Paris est mise à l'étude. Dès le XVIIe siècle, un nom également illustre dans les sciences et la magistrature, P. Séguier, publiait une intéressante dissertation sur l'excellence des eaux de la Seine : *De Sequanæ aquæ excellentiâ* ; et, mieux que personne, vous connaissez les précieux travaux que cette partie de l'hygiène doit, depuis près d'un siècle, à Lavoisier, à Majault, à de Parcieux, à de Humboldt, à Gay-Lussac, à Thénard et Collin, à Vauquelin et Bouchardat, à MM. Boutron, Boudet, Henri, Poggiale, et à tant d'autres savants contemporains que je n'ai pas besoin de vous nommer. Mais ce qu'il faut dire tout d'abord, et ce que vous ne pouvez ignorer, c'est que nul jusqu'à ce jour n'avait pu encore mettre en doute la parfaite salubrité des eaux de la Seine.

Éclairé par de si nombreux et si puissants témoignages comme par l'expérience des siècles, M. le Préfet lui-même proclamait encore hier à la face du pays que l'eau de la Seine prise en amont, au pont d'Ivry, sera toujours la meilleure de toutes celles que que nous puissions boire (*Moniteur* du 17 janvier 1859); et voilà qu'aujourd'hui, Monsieur, vous pensez tout le contraire, et vous dites que l'eau de la Seine n'a plus les conditions de propreté, de composition, de limpidité suffisantes pour les usages domestiques et économiques d'une grande ville, comme si tout était changé en un instant dans la constitution géologique du climat de Paris; et cependant, Monsieur, les lois de l'hydrologie ne changent guère, vous le savez, pas plus que les grandes lois qui gouvernent le monde; ce qui fait que l'eau de la Seine coule toujours également sur son lit sablonneux et quartzeux, toujours exposée à l'air libre et au soleil, par conséquent toujours bien aérée et parfaitement oxygénée, contenant toujours des principes en dissolution et en suspension dans des proportions presque invariables, avec des combinaisons que la nature elle-même semble avoir merveilleusement appropriées à tous les usages domestiques; et si toutes les analyses faites jusqu'à ce jour par les hommes les plus compétents, ont pu y montrer des nuances de composition, évidemment dues à des différences de saison et de température, d'étiage et de lieu de puisement ou autres circonstances purement accidentelles, elles n'ont jamais pu infirmer la juste confiance qu'elles méritent au double point de vue hygiénique et économique. Demandez-le, Monsieur, à tous les savants qui figurent comme autant d'autorités dans votre rapport, et vous verrez qu'ils sont unanimes sur ce point.

Il ne manquait à l'eau de la Seine, d'après l'hydrologie moderne, que la présence de l'iode comme principe qu'elle a jugé nécessaire à l'alimentation de l'homme, et elle a pu y être constatée tout récemment par un chimiste dont personne ne mettra en doute la parfaite compétence (M. Chatin), et dans des proportions capables de satisfaire à toutes les exigences de l'hygiène.

Maintenant, que lui reprochez-vous donc, Monsieur, pour la répudier avec tant de dédain, pour la condamner sans pitié à nettoyer les rues et les égouts de Paris, pour prix de tous ses bienfaits et de ses services séculaires ? Et cela, après avoir promis de l'entourer, à grands frais, de toutes sortes de protections ; après l'avoir déjà flanquée d'aqueducs latéraux qui devaient à tout jamais lui garantir sa parfaite pureté et toutes ses qualités hygiéniques !

Que lui reprochez-vous, enfin, pour vouloir à tout prix lui substituer les eaux de source dans les usages domestiques ? Pour toute réponse, vous dites, Monsieur, que les fleuves sont faits pour la navigation, l'industrie et l'ablution des rues ; que les eaux de sources conviennent seules pour l'alimentation ou le service de table. — Vous voulez d'ailleurs des eaux plus abondantes que celles de la Seine, que vous croyez insuffisantes pour les besoins actuels de la capitale, depuis que l'annexion de la banlieue porte à plus de deux millions le chiffre de sa population, et ne donne plus que 90 litres d'eau par jour à chaque habitant pour son usage personnel. — Vous les voulez surtout plus limpides, plus pures, plus froides que celles qui abreuvent maintenant la population de Paris, et pour cela vous les mettez tout simplement à la réforme. — Vous pensez aussi, comme le disait le rapport de la Commission municipale, que « si elles ont pu mériter la juste confiance des an- » ciens habitants de Paris, elles ne peuvent plus être dignes de la

» nôtre » ; et vous vous demandez alors quelle est aujourd'hui la *nature des eaux qui conviennent à Paris?* Si le sujet n'était par trop grave, je vous demanderais, Monsieur, si une pareille question est bien sérieuse? Car vous n'avez pu croire qu'il faille à la constitution actuelle de la population parisienne une nature d'eau toute spéciale et toute différente de celle d'autrefois. Vous deviez au moins, à vos lecteurs, un mot d'explication à ce sujet.

Toujours est-il qu'après un assez long réquisitoire, les eaux de la Seine subiront leur condamnation, et que les eaux de source auront l'insigne honneur d'être appelées à les remplacer.

Vous n'aviez rien trouvé de mieux d'abord que les eaux de source de la Somme-Soude, mais quelques difficultés survenues de ce côté vous ont mis dans le cas de les laisser provisoirement en réserve, et vous vous adresserez d'abord à une source moins éloignée, à *la D'Huis*, qui n'a peut-être pas toutes les qualités chimiques et hygiéniques que vous désiriez, et qui, jusqu'à présent, n'avait guère servi qu'à faire tourner des moulins à farine et à remplir d'autres usages plus infimes, mais qui aura du moins sur d'autres l'avantage d'une altitude de 81 mètres 75 centimètres au-dessus de l'étiage des eaux de la Seine; ce qui leur permettra d'arriver facilement jusque sur les hauteurs de Belleville et de Montmartre, avec 28 mille mètres cubes d'eau par jour; sans compter 8 mille mètres cubes que doit fournir le *Sourdon*, s'il n'obtient grâce. Puis, comme contingent des quarante mille mètres, toutes les eaux des sources du *Surmelin*, qui, par parenthèse, n'accusent pas moins de 28° à l'hydromètre. Après quoi viendra la *Vanne*, qui, à défaut de qualités, qui les avait d'abord fait rejeter, à cause du voisinage de ses tourbières, donnera encore à elle seule 70 mille mètres cubes d'eau par jour; le tout, en attendant les 60 autres mille mètres cubes qui resteront provisoirement et profondément cachés dans les entrailles des masses crayeuses de la Champagne, où personne n'a pu encore les voir ni les apprécier, mais où la géologie a pu, dit-on, les apercevoir et affirmer leur présence. C'est alors qu'il y aura de l'eau pour tout le monde dans le nouveau Paris; de l'eau à discrétion et à bon marché ; de l'eau limpide, pure et fraîche : fraîche en été, chaude en hiver ; en un mot, de l'eau comme la veut M. le Préfet, et, vous dites aussi, comme la voulait Hippocrate.

Voilà bien de quoi séduire la population de Paris, j'en conviens ; et pourtant, Monsieur, vous allez me trouver bien difficile, si je vous dis que tous ces avantages sont encore loin de répondre à toutes les conditions de l'hygiène. Mais avant d'aborder avec vous cette grave question, je voudrais du moins vous demander s'il était bien nécessaire de vous livrer à de si laborieuses élucubrations et d'aller chercher si loin de Paris, des eaux abondantes, claires, pures et fraîches.

Des eaux claires ! mais y a-t-il donc tant de gens à Paris qui boivent de l'eau trouble ? A vous dire vrai, je n'en connais guères, et c'est peut-être, à mes yeux, une première justice à rendre à la sollicitude de l'administration municipale, qui a su, depuis près de vingt ans, introduire dans les établissements de distribution des eaux de Paris, des appareils de filtrage qui ne donnent à la consommation publique que des eaux parfaitement claires ; j'ai même lieu de douter que les eaux de source distillées par les terres qui leur tiennent lieu de filtre, soient bien plus limpides que les eaux de la Seine filtrées par les divers procédés actuellement en usage. Je ne vois donc là que des intentions philanthropiques, bien louables en elles-mêmes, mais bien gratuites et bien superflues.

Que si, pour avoir des eaux limpides, il vous faut absolument des eaux de source, prenez-y garde, car les plus limpides sont souvent aussi les plus perfides, en ce qu'elles peuvent contenir plus de sels calcaires, dont il faut pour cela redouter surtout les effets.

Vous voulez aussi que l'eau destinée à l'usage de la table soit parfaitement pure, d'une pureté irréprochable, et vous êtes encore ici sans pitié pour l'eau de Seine. Mais n'êtes-vous pas pour cela bien exigeant, plus exigeant peut-être que l'hygiène même, qui n'en demande pas tant ? Vous savez, Monsieur, qu'en hydrologie cette condition de pureté de l'eau ne peut être prise que dans un sens relatif; jamais, en effet, l'on ne rencontre l'eau à l'état de pureté absolue dans la nature. Toutes les eaux, sans distinction, contiennent toujours en dissolution et en suspension des substances hétérogènes, organiques et inorganiques, dans des proportions très-variables, quoique parfaitement compatibles, nécessaires même à leurs usages domestiques; et quand les eaux de la Seine prises en amont, dans le vif du courant, ont subi les effets d'un filtrage qui leur a donné toute la limpidité voulue et leur a enlevé en même temps toutes les matières étrangères qu'elles tenaient en suspension, elles ont acquis, par le seul fait du filtrage, tout le degré de pureté que l'hygiène puisse exiger d'elles, et aucune sollicitude municipale ne peut leur en demander davantage. Le filtrage a même suffi pour affranchir les étrangers du *tribut incommode* qu'ils payaient autrefois en arrivant à Paris.

Pour boire de l'eau parfaitement pure, telle que la voudrait la Commission administrative, il faudrait, comme vous le savez, la distiller ou même la faire de toutes pièces; or, je ne pense pas que la Commission ait pu avoir l'intention de substituer aux eaux de Seine, comme boisson domestique, un mélange d'oxygène et d'hydrogène ou un protoxyde d'hydrogène; que si, pour la rareté du fait, elle tenait à introduire dans le service de table ce nouveau genre de luxe, vous devriez peut-être l'avertir, au nom de l'hygiène, qu'une pareille eau, à cause de sa pureté même, n'est nullement potable.

Pour que les eaux soient réellement potables, il faut qu'elles recèlent des substances organiques et inorganiques dans certaines proportions, et surtout dans des combinaisons qu'elles n'ont jamais, ni dans leur milieu primitif, ni à leur point d'émergence, et que leur séjour dans les rivières et à l'air libre peut seul leur donner. Il faut que les eaux de source qui empruntent au sol qu'elles traversent des éléments variés, qui sont pour ainsi dire les assaisonnements des eaux communes, viennent se confondre avec les eaux de pluie, de neige ou de glace pour y acquérir dans des réservoirs communs toutes leurs propriétés hygiéniques. C'est là, en effet, qu'elles s'associent, qu'elles s'élaborent et se combinent au gré de l'hygiène; c'est là qu'elles respirent un air dont elles sont avides; qu'elles se dépouillent de leur excès de principes terreux ou autres; qu'elles échangent leur proportion d'azote pour de l'oxygène, qui doit surtout les vivifier. Sortes de laboratoires chimiques que la nature elle-même semble avoir admirablement disposés à cet effet; véritables vases culinaires où s'opère pour les besoins de l'homme et des animaux une sorte de *coction*, qui doit les rendre moins crues, moins dures, plus propres à tous les usages domestiques. C'est là, dis-je, et là seulement, qu'elles acquièrent toutes les conditions physiques et chimiques voulues par l'hygiène, qu'elles marquent de 16 à 18 degrés à l'hydrotimètre, c'est-à-dire la juste proportion de sels calcaires qui en sont le condiment obligé; c'est là aussi qu'elles contiennent un air plus riche en oxygène et dans lequel ce gaz entre pour 32 centièmes, et l'azote pour 68 centièmes seulement; ce qui doit les rendre plus légères, plus digestives, même avec une proportion de matières organiques tout aussi nécessaires pour en mitiger l'action et en modifier les effets; car il n'est pas douteux que toutes les eaux potables en ont également besoin, et la plupart de nos eaux minérales les plus précieuses sont encore là pour attester le fait, pour prouver qu'elles doivent, dans un grand nombre de cas, toute leur efficacité à la présence de matières organiques (Baréges, Néris, Vichy, etc.). Et pourriez-vous donc soutenir, Monsieur, que la Providence n'a fait tout cela que pour composer des eaux à l'usage de la navigation, ou, comme vous le dites encore, pour le bon plaisir des pêcheurs, mais nullement pour l'alimentation de l'homme?

Cela ne veut pourtant pas dire, Monsieur, que des eaux saturées de matières organiques à un degré putrescible, et soumises à toutes les influences physiques de fermentation et de décomposition, soient des eaux convenables aux usages domestiques. Mais qui donc a pu penser que les eaux de la Seine fussent jamais dans de pareilles conditions? Chacun a pu, au contraire, faire l'expérience que les eaux de la Seine déposées dans les fontaines domestiques dont sont pourvus les plus modestes ménages, et abandonnées à elles-mêmes pendant des mois, n'y subissent aucune altération sensible : il faut pour cela qu'elles souffrent avec le repos l'action de la chaleur, de l'insolation et surtout l'état électrique de l'atmosphère; et je n'ai pas besoin de vous dire, Monsieur, que sous de telles influences, aucune eau n'est exempte de décomposition, pas plus les eaux de sources que les eaux de rivières, pas même les eaux distillées ni les eaux de pluie.

Un honorable confrère, animé, je n'en doute pas, des meilleures intentions, a vivement ému les lecteurs de la *Patrie* par les détails qu'il s'est plu à leur donner sur les impuretés des eaux emmagasinées dans les bassins de distribution des eaux de Paris. A entendre M. Bouchut, il n'y aurait plus dans Paris que des eaux corrompues pour désaltérer ses habitants, parce que l'on a rencontré partout des myriades d'animalcules jointes à toutes sortes d'impuretés accidentelles ; et M. Figuier de prendre au sérieux l'effroyable récit de M. Bouchut, afin d'inspirer à la population de Paris toute répugnance et tout dégoût pour l'eau de Seine; et vous, Monsieur, de prendre plaisir à en exagérer l'effet, pour vous assurer le succès de votre plaidoyer en faveur des eaux de sources.

Il faut pourtant que la population de Paris se rassure à ce sujet, et quelles que soient les impressions qu'elle ait reçues de pareils récits, il n'y a guère lieu de s'en effrayer au point de vue hygiénique. Il y a déjà plus d'un siècle que Spallanzani donnait à ses convives le divertissant spectacle de tout un monde microscopique dans une seule goutte d'eau prise sur sa table, et qu'il se plut à boire en leur présence, en leur faisant comprendre qu'il n'y avait rien là que de naturel, rien de contraire aux lois de l'hygiène, mais en leur prouvant aussi cette grande loi de l'univers que *tout se fait dans tout*.

On ne peut donc exciper de la présence des matières organiques dans les eaux de rivières contre leur usage domestique, et, pour le répéter, ce n'est pas quand les eaux de la Seine sont prises en amont de Paris, dans leur plus vif courant, quand elles ont subi l'effet du filtrage qui leur a enlevé toutes les substances étrangères qu'elles tenaient en suspension, qu'il faudrait douter de leur pureté relative ou hygiénique ; et si quelque chose doit encore nous étonner à ce sujet, c'est que vous vous plaisiez à prendre toujours pour type de l'eau de la Seine celle qui n'a point été clarifiée, celle que vous avez puisée en aval ou sur les berges du fleuve, au lieu de la prendre en amont et dans le thalweeg ; en un mot, c'est que vous ne la preniez pas tout simplement telle qu'elle est servie sur nos tables, telle que la boit toute la population de Paris. C'était pourtant le moyen le plus simple de vous éclairer vous-même sur la valeur hygiénique de l'eau de la Seine ; et ne dites pas, Monsieur, que le filtrage en grand est impossible, quand il existe déjà ailleurs, quand des centaines de procédés physiques, hydrauliques, mécaniques, se disputent tous les perfectionnements dont il pourrait être susceptible, et qu'il ne m'appartient pas d'ailleurs de discuter ici.

Il y a un autre reproche que vous faites aux eaux de la Seine comme boisson de table, et qui me paraît tout aussi gratuit, bien que vous le mettiez au premier plan pour l'opposer aux eaux de source ; c'est d'être chaudes en été, froides en hiver. Mais croyez-vous donc, Monsieur, que les eaux que vous irez prendre à 30, 40 et 50 lieues de Paris, dans la D'Huis, la Vanne, le Sourdon, la Somme-Soude et ailleurs, arriveront à Paris et jusque sur nos tables, à la température de 12° qu'elles avaient à leur point de départ ? Vous avez trop de sens et de raison pour le penser.

Il y a d'ailleurs, pour vous éclairer à ce sujet, une expérience bien simple et qui pouvait suffire, à elle seule, pour vous convaincre du contraire. Vous savez qu'une partie de la population de Paris ne boit que de l'eau d'Arcueil, c'est-à-dire de l'eau de la source de Rungis, qui n'a que deux lieues de trajet à parcourir pour arriver à sa destination ; eh bien, demandez à cette population ce qu'elle en pense ; demandez-lui si par comparaison l'eau d'Arcueil est bien plus fraîche que l'eau de la Seine, quand elle arrive à son usage domestique ; demandez-lui même si, libre du choix entre l'une et l'autre, elle ne donnerait pas volontiers toute préférence à l'eau de Seine.

Il y a un calcul déjà fait par MM. les ingénieurs hydrauliques et que vous devez connaître. En général, le degré de progression de l'eau dans les aqueducs répond à 1 kilomètre par heure, au plus, et la règle souffre peu de variations, en sorte que les eaux de source de la Champagne ne peuvent guère arriver à Paris en moins de cinq à six jours, et par conséquent à une température de 16 à 17 degrés centigrades, température qui se rapproche quelque peu de la moyenne de l'eau de la Seine. C'est aussi ce qui a lieu à Rome, où vous aimez à prendre vos exemples et vos modèles, où vous devez savoir que les eaux des fontaines publiques atteignent à peu près la température de l'eau du Tibre, pour peu qu'elles aient séjourné dans leurs réservoirs.

Vous voyez donc, Monsieur, que sur ce point vous préparez encore à la population de Paris, si ce n'est à vous-même, bien des mécomptes et des déceptions.

Somme toute, vous aurez à Paris de l'eau limpide et pure, dussiez-vous la clarifier, et vous aurez aussi de l'eau fraîche en la faisant rafraîchir comme par le passé, au moyen de l'eau de puits, du séjour dans la cave, ou de la glace. Mais je vous l'ai déjà dit, Monsieur, tout cela ne suffira pas, car il faut quelque chose de plus pour répondre aux besoins de l'hygiène. Ce qui manquera encore à vos eaux de source, c'est la condition d'aération dont vous faites par trop bon marché, et qui, quoi que vous en disiez, est une des plus importantes de l'hygiène des eaux ; et s'il faut vous l'avouer, Monsieur, j'ai peine à comprendre que l'habile et savant rapporteur de la Commission municipale ait pu dire que les eaux de source sont suffisamment aérées dans les profondeurs du sol perméable de la Champagne ; de même que j'ai quelque peine à croire que les eaux de sources que vous préparez à l'usage de Paris, auront toute facilité de respirer et de s'aérer dans les aqueducs qui doivent les transporter à leur destination. Mais vous n'en concluez pas moins que l'objection relative au défaut d'aération n'est d'aucune valeur ; et pour qu'il ne reste de doute à personne sur ce point, vous invoquez avec une grande assurance le prétendu témoignage des hygiénistes et des chimistes, même celui d'Hippocrate ; mais ici je suis déjà obligé de vous dire, Monsieur, que vous êtes dans l'erreur. Hygiénistes et chimistes protestent également, au nom de la science et de l'expérience, contre vos assertions, même ceux dont vous faites intervenir les noms à la défense de votre opinion ; et puisque vous avez cité à cette occasion le nom d'Hippocrate, qui n'est plus là pour vous répondre, il est temps de vous dire que si vous aviez pris la peine de lire vous-même ce que pensait ce père de l'hygiène et de la médecine sur les conditions de salubrité des eaux, vous auriez vu que son opinion était exactement contraire à celle que vous lui prêtez si gratuitement et si légèrement.

Hippocrate voulait bien, en effet, des eaux claires et fraîches, mais il voulait surtout des eaux bien aérées, *insolatæ* même, comme le dit son plus fidèle interprète, Cornarius, parce que, suivant lui, *sol aquas illustrat et castigat* (pag. 94, art. 8, 1564), ce qui ne veut pas dire qu'Hippocrate voulait des eaux de sources plutôt que des eaux de rivière, car celles-là, comme toutes les eaux souterraines que vous nous promettez, ne sont pas, que je sache, soumises à la triple influence de l'air, du soleil et de la lumière.

Vous avez également cité le nom de M. Boussingault à l'appui de votre opinion. Eh bien ! demandez-lui donc ce qu'il en pense ; c'est une autorité bien compétente et que personne ne récuse en pareille matière : il vous dira ce qu'il faut craindre de l'usage des eaux privées d'air et d'oxygène ; quelle part elles peuvent avoir dans l'étiologie des endémies de goître.

Interrogez encore tous les médecins des localités de la Champagne, où l'on boit exclusivement des eaux de puits creusés dans le sol crayeux du pays, et vous verrez aussi ce qu'ils vous répondront. Mais vous préférez chercher ailleurs, et dans un tout autre ordre de faits, des témoignages que vous avez crus plus capables de convaincre vos lecteurs. A qui persuaderez-vous cependant, Monsieur, que toute la population de Paris a déjà des préférences bien marquées pour les eaux de source, quand, pour le prouver, vous dites : « Suivez-la cette population, lorsque les » dimanches et fêtes elle fuit Paris pour quelques heures, après » avoir passé toute une semaine dans des ateliers et des loge- » ments obscurs ou privés d'air; vous la verrez savourer avec » délices les eaux fraîches et limpides des sources qui s'offrent à » elle, à Ville-d'Avray, à Meudon, à Bougival, à Sceaux, à Mont- » morency et ailleurs. »

A de pareils arguments, Monsieur, l'hygiène n'a rien à répondre. Vos lecteurs sauront en apprécier la valeur; ce qu'il faut craindre, c'est l'interprétation que pourront leur donner certains esprits, comme il s'en trouve toujours, plus ou moins enclins à l'épigramme.

Mais il y a du moins un autre témoignage vivant que j'admettrais plus volontiers en preuve de la supériorité des eaux de rivière sur les eaux de source pour l'alimentation ; c'est le choix bien marqué que l'instinct des animaux leur suggère constamment pour les eaux de rivière. Et sur ce point, il faut bien le reconnaître, l'esprit des bêtes est souvent plus éclairé que celui des savants. Si vous voulez prendre la peine de vous assurer par vous-même de la valeur de ce fait, vous le trouverez saisissant de vérité tout près de Ville-d'Avray que vous citez, dans la présence des deux sortes d'eaux, et dans la prédilection toute particulière que les animaux affectent pour les eaux troubles d'une mare toute voisine d'une source d'eaux vives, fraîches et limpides, qu'ils dédaignent.

N'y a-t-il pas aussi à prendre un enseignement de physiologie hygiénique dans l'appétence bien connue de toutes les plantes pour les eaux de rivière et les eaux de pluie bien aérées, plutôt que pour les eaux crues de sources? Les horticulteurs en savent bien quelque chose. Ne dites donc plus, Monsieur, que les eaux des fleuves ne peuvent avoir que des usages d'un ordre secondaire ou infime, quand la Providence semble leur avoir donné une destination si élevée, si nécessaire à tous les besoins de l'homme et des êtres vivants.

Il n'échappera sans doute à personne que si l'eau de la Seine est devenue si malsaine, si indigne des habitants de Paris, à cause de toutes ses impuretés, elle ne doit pas être bien meilleure pour toutes les populations qui s'en abreuvent au delà de la capitale jusqu'au Havre, et il faudra bien aussi les prendre en pitié, leur préparer également un nouveau régime d'eau. C'est une simple remarque que je livre à l'attention de la Commission spéciale des eaux.

Quoi qu'il en soit, Monsieur, c'est pour doter la capitale d'eaux de sources que vous avez jugé nécessaire d'aller les puiser dans les régions crétacées de la Champagne, dans la D'Huis d'abord, là où personne n'avait songé à en prendre; puis, dans la vallée de la Somme-Soude où elles manquent assez fréquemment à l'agriculture qui en a soif, à l'industrie qu'elle laisse souvent en chômage, à l'économie domestique qu'elle met bien souvent en peine, mais où la géologie en a révélé d'inconnues jusqu'à ce jour, où il suffira du moindre signe pour les faire jaillir des profondeurs du sol jusqu'aux étages supérieurs des habitations de Paris.

L'idée est neuve; elle est grande, hardie, et comme l'a dit M. le rapporteur de la Commission spéciale des eaux, elle est véritablement digne du génie d'un nouveau Moïse. Il faut pourtant dire qu'elle n'a pas eu que des admirateurs, mais qu'elle a trouvé aussi de nombreux contradicteurs; qu'elle a même donné lieu à de vives et énergiques protestations; et pour ne parler ici que de celles qui ont trait à l'hygiène, vous avez pu voir à combien d'objections il vous a fallu répondre pour éclairer la population de Paris sur ses intérêts de santé, pour la rassurer dans les craintes qu'elle a pu concevoir du nouveau régime d'eau qui lui est inconnu, et enfin pour calmer les trop justes alarmes d'un pays qui se voit menacé de mourir de soif.

On a pu vous dire aussi qu'il y avait lieu de douter de la présence même de ces eaux souterraines, bien qu'elles entrent déjà dans vos supputations pour parfaire le chiffre d'eau nécessaire à la consommation de Paris, et ce n'est pas moi, Monsieur, qui vous suivrai sur un pareil terrain pour y discuter la question. Mais je sais du moins qu'il y a dans cette vallée même où vous avez déjà jaugé vos eaux problématiques, en vue de les capter en temps opportun, un lieu saint, un lieu de prière et de triste souvenir que personne n'oserait profaner : c'est la tombe de deux bataillons entiers de volontaires armés pour la défense de leur territoire, en 1814, et qui sont restés anéantis sous les masses de l'armée russe : tombe sacrée ! où vous ne pourriez toucher sans commettre un sacrilége aux yeux du pays, qui ne vous demanderait pas seulement grâce pour ses eaux, grâce pour ses champs et ses moissons, mais pitié pour la tombe de ses enfants martyrs !

Je suis d'ailleurs trop peu initié aux travaux d'art et aux affaires administratives pour apprécier avec vous, Monsieur, toutes les difficultés, toutes les chances aléatoires que l'on a pu opposer au projet municipal ; mais, à ce point de vue même, une chose m'a pourtant frappé ; c'est que, pour défendre le projet, vous vous soyez inspiré de l'exemple des anciens Romains ; car il n'y a vraiment là aucune analogie à invoquer. Vous devriez savoir que les aqueducs actuels de Rome ne sont plus guères l'œuvre antique des anciens Romains, mais surtout l'œuvre toute moderne des papes. Ils ne doivent nullement leur existence à une vaine conception de luxe et de splendeur monumentale, mais à la nécessité même de se procurer des eaux potables. Horace vous en a dit la raison dans un seul mot, Tibrim *flavum*, et croyez bien, Monsieur, que si les Romains avaient eu à leur disposition l'eau de la Seine, qui est d'une qualité irréprochable, au lieu de l'eau du Tibre, qui n'est nullement potable, ils auraient été assez sages pour ne pas songer à la construction d'aqueducs qui excitent tant votre admiration.

Il y a bien loin aussi de la longueur métrique des aqueducs romains à celle que doivent avoir les aqueducs parisiens. Le plus long aqueduc de Rome n'a pas plus de 12 lieues, tandis que ceux que vous projetez n'auront pas moins de 30 à 50 lieues.

Ce qu'il faut encore savoir, c'est que le principal aqueduc qui alimente la belle fontaine de *Paolo*, et qui fournit le plus d'eau à la ville, reçoit principalement ses eaux du lac de Bracciano et non des eaux de source ; ce qui fait qu'elles ne sont nullement chargées de sels calcaires et que leur aqueduc a pu résister à l'épreuve des siècles, tandis que les deux autres, la fontaine *Virginie* et la fontaine *Félicie*, qui sont alimentées exclusivement par des eaux de sources, sont tellement saturées de matières calcaires qu'elles incrustent habituellement les siphons, au point de les condamner bien souvent au chômage. Vous voyez donc, Monsieur, qu'il n'y a guère lieu d'invoquer l'exemple de Rome, sinon comme une leçon d'expérience dont il faudrait plutôt profiter.

Vous citez également, parmi les exemples qui s'offrent en France, l'aqueduc de Grenoble ; mais c'est encore un plus triste exemple. Grenoble, après avoir dépensé près de 800,000 francs pour établir un service public en eaux de sources, a vu ce service presque entièrement annulé par suite de l'action obstruante et destructive de ses eaux sur les tuyaux de conduite (1). Mais je reviens aux sources et aux eaux souterraines de Champagne où j'aperçois plus que jamais des difficultés, peut-être même des impossibilités ; j'allais dire de véritables chagrins pour l'administration.

Étranger à l'étude des lois, je ne sais d'ailleurs s'il existe dans nos Codes des dispositions législatives qui puissent autoriser l'aliénation d'un patrimoine aussi légitime, aussi sacré que celui des eaux destinées à la vie matérielle des populations, et je me

(1) *Annales des ponts et chaussées*, tom. 17.

demande si le conseil municipal de Paris a bien compris tout ce qu'il y a de grave dans l'exécution d'une mesure d'expropriation qui aurait pour effet d'enlever à toute une province de la France ses ressources agricoles et industrielles, tous ses éléments de vie et de prospérité, en même temps que ses eaux. L'eau, en effet, c'est la vie d'un pays, non-seulement la vie de la génération actuelle, mais la vie des siècles. Un pareil bien peut-il donc s'aliéner ?

Je sais du moins qu'il y a dans la conscience même des peuples une loi profondément gravée, qui proteste hautement et énergiquement, au nom de l'ordre providentiel et de la morale publique contre un pareil droit ; et puisque vous m'avez conduit à Rome pour y étudier ses eaux, pour y admirer ses aqueducs séculaires, ses fontaines monumentales, je ne quitterai pas la ville éternelle sans vous rappeler tout le respect que la propriété avait inspiré aux anciens Romains. La propriété des eaux surtout était à leurs yeux quelque chose d'inviolable et de sacré. Placée sous la surveillance directe de gardes spéciaux, d'*hydrophilaces*, elle y était l'objet d'un véritable culte ; aussi, le jour où l'édilité romaine eut l'idée de toucher aux eaux de la région supérieure du Tibre, pour cause de prétendue utilité publique, elle trouva une telle opposition, une telle résistance dans les habitants de la vallée de l'*Arno*, qu'elle dut renoncer à son entreprise (1).

De tous temps, vous le savez sans doute, les questions de propriété des eaux se traitaient de gré à gré, de peuple à peuple, de commune à commune. Au moyen âge, c'était un véritable vol de toucher à la propriété des eaux, et vous avez vu dans quelle naïveté de langage, mais avec quelle énergie Froissart a flétri les habitants de Bruges, qui, dans un intérêt de commerce, voulaient s'emparer de la rivière du Lys : « Ils sont, dit-il, plus de cinq » cents pionniers qui *ouvrent*, nuit et jour, au devant du Lys, » et *auront* bientôt la rivière, si on ne leur débat... Ils sont » venus briser sur notre héritage et *tollir notre rivière*, dont

(1) Denys d'Halicarnasse, *Antiq. rom.*, 1722.

» notre bonne ville de Gand serait détruite et perdue (1). »

Ce n'est point ainsi que de nos jours l'on procède, et la municipalité parisienne qui, comme vous le dites, Monsieur, n'est animée, dans ses immenses travaux, ni de l'esprit d'économie, ni de l'espoir de bénéfices, ne recule jamais devant les sacrifices que peuvent lui imposer « la santé, le bien-être ou même les plaisirs des Parisiens ; » ce qui fait que déjà elle a été au-devant des difficultés d'expropriation en acquérant, par acte authentique, les eaux de la D'Huis, en vue d'exécution du projet de dérivation, et il en sera de même pour les eaux de la vallée de la Somme-Soude, dût-on acquérir, en même temps que ses eaux souterraines, les prairies, les moulins à farines, les usines industrielles, les scieries, les papeteries, etc., c'est-à-dire tous les moyens d'existence de cette contrée, en la rayant ainsi de la carte de France, après l'avoir vue, depuis soixante ans, donner le plus admirable exemple de fertilisation d'un sol qui avait été frappé de stérilité, et d'un discrédit populaire pendant des siècles. Mais je laisse à d'autres plus compétents que moi de vous dire ce qu'il faut penser du projet de dérivation, au point de vue administratif, pour en étudier le côté purement hygiénique, et puisque vous commencez par les eaux de la D'Huis, vous me permettrez d'abord de vous en dire un mot.

Vous les trouvez excellentes, encore meilleures que ne l'avait pensé M. Belgrand lui-même, l'heureux promoteur du projet, et, pour combattre l'opinion contraire, vous avez invoqué des témoignages que j'ose à peine vous rappeler, tant ils sont insignifiants, tant ils ont peu de valeur, quand ils ne sont pas complétement erronés.

Vous avez cru, par exemple, qu'il suffisait de simples dénégations pour avoir complète raison de l'assertion qui accuse l'eau de cette contrée de donner lieu à des endémies de goître, à des caries dentaires et même à des affections organiques de l'estomac ; et cependant, Monsieur, rien n'est plus vrai ; mais vous conviendrez

(1) Froissart, *Chroniques*, liv. II.

bien que ce n'était pas aux bureaux du ministère de la guerre que vous pouviez trouver vos renseignements pour éclairer la Commission d'enquête sur de pareils faits : les plus simples notions de la pathologie vous auraient appris que le goître n'affecte que par exception les hommes, et que là où il existe même comme maladie endémique, il atteint particulièrement et presque exclusivement les femmes et les jeunes filles, qui ne figurent sans doute pas sur les contrôles du recrutement.

Il faut bien aussi que la Commission sache que les goîtreux de la Champagne ne sont pas des crétins; que cette Champagne que M. Belgrand prend tant de plaisir à appeler *pouilleuse*, et qui nourrit en partie la capitale de ses moissons laborieusement acquises, a aussi ses gloires militaires, scientifiques et littéraires; qu'elle est la patrie de Jeanne d'Arc, de Turenne, d'Ablancourt, de La Fontaine, de Royer-Collard, etc.

Il y a donc lieu de s'étonner et de regretter que MM. Meslier et Michel n'aient pas autrement compris tout ce que leur imposait l'importance de leur mission; et puisqu'ils n'ont trouvé, sur les cadres de réforme, que trois cas de goître pour tout le canton de Condé, ils auraient dû vous dire que, pour toute la ville de Paris même, et pendant la même période de vingt ans, il n'en existe pas un seul exemple.

Si nos honorables confrères avaient pris la peine d'aller sur les lieux mêmes y prendre leurs renseignements, comme nous avons cru devoir le faire nous-même, ils auraient pu être tout aussi édifiés que nous sur l'exactitude des faits invoqués contre l'usage domestique des eaux de ce canton. Ils auraient vu des goîtres en assez grand nombre, mais exclusivement chez les femmes; des caries dentaires très-communes, même chez les jeunes filles; beaucoup de chloroses, même chez les jeunes garçons, et, à tous les âges, un assez grand nombre d'affections organiques de l'estomac; et si ce témoignage tout personnel ne vous suffit pas, en voici un que je livre aux réflexions de la Commission d'enquête, et surtout à l'attention de MM. Michel et Meslier.

Condé-sur-Brie, le 20 août 1861.

Monsieur et cher confrère,

« J'ai vingt-trois années d'exercice dans le canton de Condé, et par conséquent dans tous les villages traversés par la D'Huis, sur les qualités hygiéniques de laquelle vous me demandez des renseignements ; tout ce que l'on vous dit de beau sur les trésors de santé que renferme cette source, est basé sur le plus ou le moins d'intérêt ou de désir que l'on a de la voir arriver à Paris. Il y a du moins un fait certain et qui est à l'abri de toute discussion : c'est que personne, les deux moulins de la source exceptés, ne fait usage des eaux de la D'Huis ; on les trouve trop froides, trop crues ; elles font mal cuire les légumes et sont indigestes. Dans Pargny, seul village où la D'Huis n'est pas mélangée à d'autres cours d'eau, tout le monde a des puits pour les besoins domestiques, et l'eau de la D'Huis ne sert que pour les bestiaux.

» Maintenant, voici ce que, comme médecin, je puis vous dire : sur tout le plateau des fermes et des maisons isolées qui font usage des eaux de puits, que l'on peut à la rigueur assimiler, pour les qualités, aux eaux de la D'Huis :

» 1° Il y a rarement des goîtres chez les hommes ;

» 2° Toutes les femmes, et même les jeunes filles, perdent leurs dents de 18 à 30 ans ; la voix du peuple attribue cela à la crudité des eaux, de même que les goîtres (1).

» Nous avons des affections organiques.... des chloroses même chez les hommes ; faut-il les attribuer à l'eau ou à la mauvaise alimentation des campagnards ? je vous le demande. Mais si vous me demandez mon opinion personnelle, je vous dirai franchement que les eaux de la D'Huis flattent l'œil à la source, qu'elles y sont d'une limpidité et d'une fraîcheur extraordinaires ; mais si on les goûte (car rappelez-vous bien qu'on ne les boit pas), on les trouve fades et elles perdraient beaucoup à l'usage comme boisson et

(1) Les goîtres sont surtout fréquents au delà de Condé, en se rapprochant de Montmirail. P. J.

pour la digestion. Je vous engage même à ne pas vous laisser abuser par toutes les belles choses que l'on a pu vous dire sur les eaux de la D'Huis, et d'être sur vos gardes en présence de l'enthousiasme qui domine beaucoup de gens plus ou moins intéressés dans la question.

» Veuillez, Monsieur et cher Confrère, agréer, etc.

» *Signé :* LE NICOLAIS. »

Libre à vous, Monsieur, de donner à ces faits l'interprétation que vous jugerez la moins défavorable à votre opinion, ou même d'en induire que la « *présence de l'air dans l'eau n'est nullement une condition nécessaire à sa facile digestion.* » Mais c'est à la science des hygiénistes et à l'expérience des médecins que je les livre comme sujet digne de leurs réflexions et de leurs méditations pratiques.

Quant aux eaux des sources de cette partie de la Champagne sur lesquelles le choix de l'administration municipale s'est plus spécialement arrêté, je me crois d'autant plus autorisé à vous en parler, qu'après en avoir bu pendant les vingt premières années de ma vie, elles ont été le sujet de mes premières études hygiéniques ; et bien que M. Belgrand les ait trouvées dans de meilleures conditions de salubrité que les eaux de la D'Huis, j'ai pourtant encore le regret de vous dire que je ne puis, à leur égard, partager son opinion, encore moins votre enthousiasme pour les eaux de source.

Puisqu'il ne s'agit plus que des eaux souterraines des masses crayeuses de la Champagne, vous saurez qu'elles ne sont pas seulement privées d'air et d'oxygène, plus encore que les eaux de sources directement appréciables aux sens ; mais elles sont tellement saturées de sels calcaires, que les résultats de l'épreuve hydrotimétrique en est à peine croyable (40 degrés).

Une circonstance que j'ai pu constater par moi-même et que j'ai consignée ailleurs, il y a quelque quarante ans (1), c'est que

(1) *Topographie physique et médicale de la ville de Châlons*, ouvrage couronné par la Société académique de Châlons. 1819.

les quantités de matières calcaires varient singulièrement selon les lieux plus ou moins rapprochés. C'est ainsi que, prises dans plusieurs quartiers de la ville même, les eaux y présentent des différences de composition assez notables.

A l'est et au nord-est, où les puits sont creusés dans la craie pure, et paraissent avoir leur source commune avec de petites fontaines que l'on voit sourdre dans les anciens fossés de la ville, elles sont très-saturées de carbonates calcaires.

Au midi, les puits ont, au contraire, pour base un gravier semblable à celui de la Marne, et leurs eaux suivent les mouvements de hausse et de baisse de la rivière.

A l'ouest, c'est une terre grasse presque entièrement argileuse; en sorte que cette diversité de terrains dans lesquels sont creusés les puits de Châlons, établit nécessairement des différences remarquables dans les qualités hygiéniques de leurs eaux. Le résultat pratique de ce fait, c'est que l'on rencontre plus particulièrement à l'est et au nord-est de la ville, des goîtres et des caries dentaires que l'on ne trouve plus dans la région opposée.

C'était, il faut le dire, en 1819, que je m'éclairais de ces faits d'observation, et vous me direz que, depuis cette époque, l'hygiène a bien changé, que ma science est quelque peu entachée de vétusté; ce n'est pas moi, Monsieur, qui vous dirai le contraire; car je le sens trop au poids de mes années; vous pourrez donc, sans crainte de blesser l'amour-propre de l'auteur de ces remarques, lui faire partager le sort que vous réservez aux eaux de la Seine, le mettre à la réforme.

Mais il y a, en 1861, une nouvelle génération qui, sans répudier l'héritage de l'ancienne, a pu s'enquérir par elle-même de la valeur des faits qu'une vieille expérience lui avait légués. Il y a dans le pays des esprits sérieux et observateurs, qui ont aussi étudié la question des eaux de Champagne, au triple point de vue chimique, économique et hygiénique. Il y a des savants qui pouvaient bien vous éclairer, et que vous faites mine de ne pas entendre. Il y a un habile ingénieur dont le caractère personnel et les nombreux travaux lui méritaient du moins un juste hommage pour la part de lumières qu'il apporte depuis tant d'années à l'élucidation de la question. Il y a des médecins non moins compétents, qui avaient bien aussi quelques droits de se faire écouter, lors même que les résultats de leurs études et de leur expérience devaient les mettre en complet désaccord avec la Commission d'enquête administrative sur la question de salubrité des eaux de Champagne. Me permettrez-vous du moins, Monsieur, de mettre sous vos yeux le document suivant, qui me paraît, à ce titre, bien digne de votre attention :

« Monsieur et savant maître,

» Je vous suis très-reconnaissant de la confiance que vous me témoignez par votre lettre du 4 août, et j'y réponds d'autant plus volontiers et avec d'autant plus d'empressement que je me suis sérieusement occupé de la question qui en est l'objet, dans un mémoire que je me propose de publier prochainement, et qui aura pour but de prouver :

» 1° Que le goître est relativement très-commun en Champagne, même au milieu des excellentes conditions hygiéniques des habitants de nos campagnes. Un relevé statistique que je termine en ce moment et qui vous sera communiqué, si vous le désirez, m'a donné un chiffre de goîtreux que l'on ne soupçonnait pas d'abord...;

» 2° Que l'eau des puits qui sont creusés dans le ban de craie et qui fournissent des principes fixes incomparablement plus abondants que les eaux des puits forés dans le terrain d'alluvion de la vallée, donnent un nombre plus considérable de goîtreux que dans les villages bâtis sur un cours d'eau ;

» 3° Que dans les localités où les habitants puisent dans le ruisseau même l'eau qu'ils boivent, le goître est à peu près inconnu, et que la municipalité parisienne qui s'est engagée à ne plus prendre nos sources ni nos cours d'eau, mais les eaux dites atmosphériques et quelque peu problématiques, entrevues dans la profondeur des masses crayeuses de la vallée de la Somme-

Soude, et cela, à une profondeur considérable, pourrait bien infecter la capitale de goîtreux, de scrofuleux, etc.

» Quant aux caries dentaires, rien n'y est plus commun. Il m'arrive tous les jours de conseiller à des malades qui viennent me consulter, d'aller à Paris se faire poser des rateliers ; trop souvent c'est là toute ma prescription.

» Souvent aussi, je vois dans mon cabinet des personnes qui se plaignent d'avoir perdu toutes leurs dents, depuis quelques années qu'elles sont en Champagne, elles qui avaient de si belles arcades dentaires, avant de venir habiter cette contrée.

» De concert avec M. Dugué, ingénieur en chef de notre département, nous avons examiné une partie des eaux de la Champagne, au moyen de l'hydrotimètre, et nous avons trouvé une très-grande quantité de principes fixes ou sels calcaires pour la précipitation desquels il faudrait souvent une énorme quantité de savon. M. Dugué a calculé que l'eau de source de Champagne coûterait chaque année à Paris, 1,700,000 fr. de plus de savon que l'eau de la Loire. Que coûtera-t-elle à la santé de la population parisienne ? Vous en serez juge et vous me le direz vous-même. En attendant, je vous autorise à vous servir de tout ce qui peut vous être utile dans cette lettre écrite à la hâte, et si vous désirez d'autres renseignements sur la question, veuillez me le dire, vous me trouverez en cela comme en tout et comme toujours, votre tout dévoué.

» Dr TITON. »

Si vous vouliez, Monsieur, un exemple bien concluant, pris parmi beaucoup d'autres que j'ai sous les yeux, je vous dirais que sur une population de 158 habitants qui composent le village de Vatry, où l'on ne boit que de l'eau de puits, M. le docteur Sallangre, autre praticien distingué du pays, ne compte pas moins de 18 cas de goître en traitement.

Autre exemple : à Longevat, près de Châlons, il y a 8 femmes atteintes de goître sur une population de 60 habitants.

Si des faits aussi patents ne suffisent pas pour vous éclairer sur la valeur hygiénique des eaux souterraines de la Champagne, voici un autre témoignage non moins digne de confiance et que je recommande encore à votre appréciation.

« Très-honoré maître,

» Depuis quelque temps je prépare un travail sur les eaux de la Champagne, que je me propose d'adresser sous votre patronage à l'Académie de médecine. En attendant, je puis déjà vous donner les quelques renseignements capables de vous éclairer sur la grande question de nos eaux.

» En général les eaux des puits sont les seules que l'on boive dans une grande partie de nos villages de Champagne, sous une température de 10 à 12 degrés centigr., et cette température varie peu entre ces deux chiffres ; elles ont par conséquent toute la fraîcheur que l'on peut désirer en sortant du puisement.

» Elles sont d'ailleurs d'une limpidité convenable. Mais le résultat de l'épreuve hydrotimétrique indique des quantités considérables de matières calcaires, variables d'ailleurs suivant les lieux, même dans des endroits très-rapprochés ; c'est ainsi que le degré hydrotimétrique oscille entre 12 et 57 ; mais les chiffres les plus élevés sont les plus ordinaires et de beaucoup, ce qui fait que le nombre des goîtres est très-considérable dans les vallées crayeuses de nos contrées.

» Les sels de chaux et non la magnésie, mais peut-être avant tout la petite proportion d'oxygène contenue dans les eaux fournies par les puits percés dans la craie, pourraient être, dans certaines contrées crétacées, la grande cause d'une affection qu'on ne retrouve plus guère ailleurs aussi fréquente. Je crois aussi, d'après une remarque personnelle, aussi bien que d'après l'observation d'autres praticiens, que les eaux de nos terrains crétacés ont une grande part dans la cause de la perte prématurée des dents, et ce dont je suis également bien persuadé, c'est que nos eaux de puits dont on fait un usage à peu près exclusif dans les campagnes, y contribuent aux affections organiques de l'estomac.

» Recevez, cher maître, l'assurance de mon sincère dévouement.

» L. CHEVILLION. »

L'opinion que M. Chevillion vient d'émettre, en dernier lieu, n'est à nos yeux que trop fondée ; elle confirme un résultat d'observation qui avait été signalé depuis longtemps par tous les médecins de l'ancienne faculté de Reims, dans un rapport officiel où l'on trouve le passage suivant, que je livre encore à l'attention de MM. du Conseil municipal de la Seine, en même temps qu'à celle de MM. Michel et Meslier.

« La cause de tous ces maux (goître, scirres, cancer, scrofules), » n'est point équivoque et l'on ne peut la rapporter qu'à la mau- » vaise qualité des eaux de nos puits, qui sont creusés dans la » craie. » (22 mai 1746. *Signé :* JOSNEL, MARQUART, LABRE, BERNARD, RAUSSIN.)

Depuis cette époque, les eaux à l'usage de la ville de Reims ne sont plus des eaux de puits, mais des eaux de la rivière de la Vesle, et, chose bien remarquable, le goître n'y existe plus que par exception, et dans les seules familles et les seules localités de la ville où l'on boit encore des eaux de puits.

Vous ne douterez pas de ce fait, Monsieur, non plus que de sa haute valeur hygiénique, si je lui donne pour complément l'extrait d'une délibération toute récente des professeurs de l'Ecole de médecine de Reims, qui, consultée de nouveau sur la question de salubrité des eaux de sources et de puits de la Champagne, s'exprimait ainsi à l'égard du goître en particulier, à la date du 24 août dernier :

« Le nombre des goîtreux, qui était autrefois très-considérable » à Reims, a notablement diminué une première fois, il y a un » siècle, dès qu'à la demande expresse de l'ancienne faculté de » médecine l'eau de la Vesle a pu être amenée au sein de de la cité.

» Le nombre des goîtreux a notablement diminué encore une » seconde fois, il y a environ vingt ans, dès qu'un nouveau sys- » tème hydraulique a permis de répandre plus abondamment » l'eau de rivière dans la ville par les fontaines publiques et par » les concessions particulières; entre autres exemples, on pourrait » citer des pensionnats de jeunes filles où l'on voyait souvent des » goîtres sous le régime des eaux de sources et qui en sont dé- » barrassés depuis le régime des eaux de rivière.

» Cette diminution graduelle du goître à Reims, au fur et à » mesure que l'eau de la Vesle y a été plus largement distribuée, » s'accorde trop bien avec toutes les données de la science mo- » derne et de l'observation médicale, pour que l'on ne doive pas » mettre hors de doute l'influence des eaux de source sur la pro- » duction des goîtres. »

Ainsi voilà la nouvelle école comme l'ancienne faculté de médecine de Reims, qui constatent jusqu'à l'évidence l'insalubrité des eaux de puits et des sources de craie, comme fait incontestable de la cause du goître. De pareils témoignages sont puissants, vous en conviendrez, car ils défient toutes dénégations, comme toutes subtilités de logique; et ni les *illusions* de *la Presse*, ni les arguties du *Constitutionnel* ne pourront les détruire ni les affaiblir. Suffiront-ils donc pour vous convaincre?

Quant aux affections organiques de l'estomac, qui coexistent si fréquemment avec des caries dentaires, et qui pourraient bien reconnaître une cause commune, identique, dans l'usage des eaux calcaires de la Champagne, je puis encore ajouter comme fruit d'une observation toute personnelle et comme pouvant fortifier d'autres témoignages également acquis à tous les médecins de ces contrées, que l'on rencontre un chiffre incomparablement plus considérable d'affections organiques de l'estomac dans les localités où l'on fait un usage exclusif d'eau de source, que dans celles qui ont le privilége de boire des eaux de rivière; et c'est après avoir suivi avec autant de soin que de persévérance la relation constante du fait étiologique avec le fait pathologique, qu'elle n'a laissé dans mon esprit que de tristes et profondes convictions ; et ce qui ne pourrait les infirmer, c'est le passage suivant d'une lettre que je tiens d'un praticien également digne de foi :

« Depuis vingt ans, m'écrit M. Gossart, que j'exerce à la Chaussée, village qui semble réunir toutes les conditions possibles de salubrité, en même temps que tous les agréments de sa position topographique, je compte chaque année, en moyenne, sur une population de 800 habitants, 18 à 20 décès dont plus des trois quarts appartiennent à des affections organiques de l'estomac.

» Il y a aussi des goîtreux, mais en petit nombre ; on en trouve davantage tout près de nous, dans un petit village où l'on reconnaît presque toutes les femmes qui l'habitent, à une *hypertrophie de la glande thyroïde* (goître).

» Il y a surtout chez nous des caries dentaires dont je ne trouve la cause que dans nos eaux de puits creusés dans le bloc de craie, car vous savez que l'on n'en boit pas d'autres dans le pays..... »

C'est assez vous dire, Monsieur, qu'il n'y a guère lieu de tant se féliciter de pouvoir compter sur les eaux souterraines du sol crayeux de la Champagne, à cause de leur limpidité commune aux eaux de sources, car si elles ont quelque attrait pour la municipalité parisienne, elles sont loin de justifier dans le pays même la haute opinion qu'elles vous ont inspirée. Et néanmoins, vous les trouvez si parfaites, qu'après avoir dit qu'elles ne pouvaient donner lieu à aucune des affections précitées, peu s'en faut qu'elles ne soient, à vos yeux, une cause de santé, de vigueur, même de longévité. Je vous laisserai volontiers à une si douce persuasion. Quant à moi, s'il faut encore vous le dire, Monsieur, tant que je ne trouverai pas d'autres causes plus positives que les eaux de source pour la production des goîtres, des caries dentaires, des affections organiques de l'estomac ; tant que je les verrai coexister partout et dans des rapports aussi constants, je resterai au moins en défiance vis-à-vis d'elles, pour continuer avec plus de confiance l'usage de l'eau de Seine, puisque vous ne l'avez pas absolument interdite.

M. Figuier, qui ne paraît pas aussi convaincu que vous, Monsieur, de la parfaite innocuité des eaux de Champagne, comme boisson de table, a essayé de nous rassurer en disant qu'il y a lieu de croire que les sels de chaux dont elles sont saturées, n'arriveront pas jusqu'à Paris ; que les eaux s'en dépouilleront dans le trajet qu'elles auront à parcourir pour franchir la distance de la capitale ; ce qui veut dire que la cause du goître et des autres affections que l'on pouvait craindre de leur influence, restera en route dans les siphons ; ce qui aura tout au plus l'inconvénient de les incruster et de les condamner quelquefois au chômage ; mais à cela près, l'objection est encore levée, et ce ne sera plus qu'une bonne occasion de donner du travail aux ouvriers.

Quoi qu'il en soit, et pour me résumer en peu de mots, je crois du moins pouvoir conclure de ce qui précède :

1° Que les eaux de la Seine ne méritent à aucun titre la condition de réforme que leur impose l'administration municipale de Paris, en ce qu'elles peuvent, par le seul moyen du filtrage, réunir toutes les qualités hygiéniques des eaux de rivière, en même temps que tous les avantages de limpidité et de pureté des eaux de source ;

2° Que sous le rapport physique, les eaux de la Seine, qui sont nécessairement plus aérées et plus oxygénées que les eaux de source, sont par cela seul plus légères, plus digestives et mieux appropriées à l'usage domestique.

3° Que sous le rapport de leur composition chimique, les eaux de la Seine répondent également mieux aux besoins de l'alimentation et à tous les usages économiques, en ce qu'elles sont moins saturées de sels calcaires que les eaux de Champagne et surtout que les eaux souterraines de la vallée de la Somme-Soude ;

4° Que l'expérience des siècles n'a fait que confirmer jusqu'à ce jour toutes les données de la science de l'hygiène relativement à la parfaite salubrité des eaux de la Seine, comparées aux eaux de source, puisqu'il n'y a jamais eu à Paris de maladies endémiques qui puissent accuser l'effet des eaux de la Seine, tandis que l'on rencontre le plus constamment, dans les zones crayeuses de la Champagne, où l'on ne boit guère que des eaux de source, des endémies de goître, des affections strumeuses et cancéreuses, des caries dentaires, etc.;

5° Que les moyens de filtrage appliqués aux eaux de la Seine et soumis d'ailleurs à une réglementation bien ordonnée, seront toujours plus sûrs et plus efficaces que le filtrage des eaux à travers des couches de terre qui peuvent leur abandonner des matières solubles de natures diverses, toujours équivoques, et très-souvent capables de rendre leur usage plus suspect que celui des eaux de rivière ;

6° Que le mélange dans les rivières des diverses eaux que l'on rencontre dans la nature, est le seul moyen qui puisse leur assurer les conditions hygiéniques d'aération, même de combinaisons chimiques voulues pour l'usage domestique, et qu'à ce titre seul, les eaux de la Seine conserveront toujours, sur toutes les eaux de source, la juste prééminence que des siècles d'expérience leur ont acquise.

Telles sont, Monsieur, les simples et courtes réflexions qui m'ont été suggérées par la lecture attentive de votre Rapport ; j'aurais pu facilement leur donner plus de développement, les appuyer d'un plus grand nombre de faits, y trouver matière à beaucoup d'autres objections plus ou moins importantes, mais j'ai pensé qu'elles suffiraient pour vous édifier sur le côté hygiénique de la question, le seul d'ailleurs que j'avais à cœur d'étudier avec vous, et je n'y ajouterai que l'expression des sentiments de haute considération avec lesquels je vous prie de me croire, Monsieur, votre tout dévoué,

P. JOLLY,

Membre de l'Académie Impériale de médecine.

Paris. — Imprimerie A. Wittersheim, rue Montmorency, 8.

www.ingramcontent.com/pod-product-compliance
Ingram Content Group UK Ltd.
Pitfield, Milton Keynes, MK11 3LW, UK
UKHW012304240726
13966UKWH00004B/1622

9 782011 92506